LES SOURDS-MUETS
ET LES
ANTHROPOLOGISTES

MÉMOIRE EN RÉPONSE AU Dr MYGIND

Présenté au Congrès de Genève

(1896)

Par M. Eugène NÉE

DÉLÉGUÉ FRANÇAIS

Préface de M. Henri GAILLARD, ✪

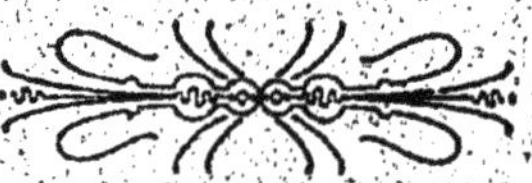

PARIS

IMPRIMERIE D'OUVRIERS SOURDS-MUETS
rue du Faubourg Saint-Jacques
ET CHEZ L'AUTEUR.

—

1898

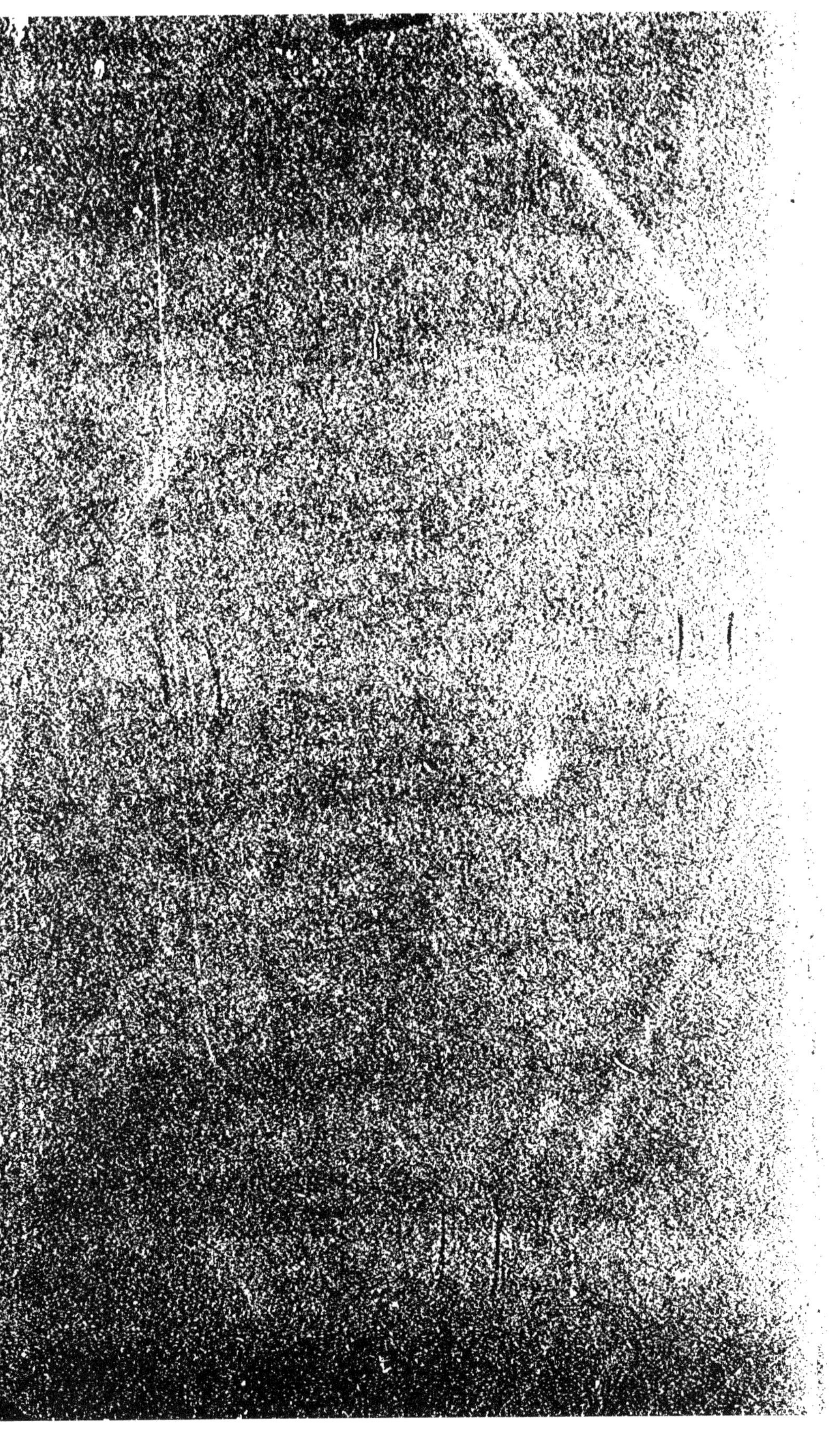

LES SOURDS-MUETS

ET LES

ANTHROPOLOGISTES

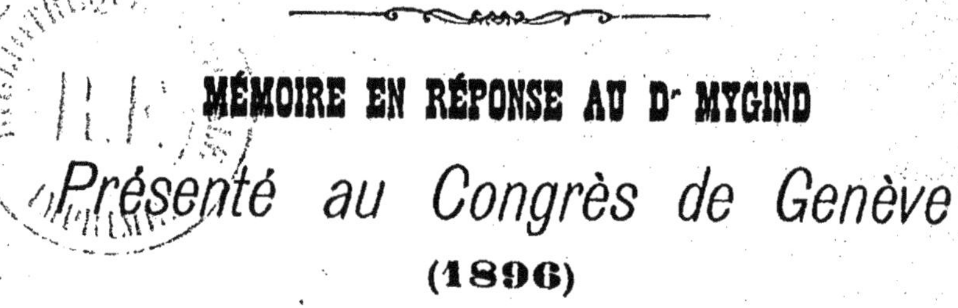

MÉMOIRE EN RÉPONSE AU Dʳ MYGIND

Présenté au Congrès de Genève

(1896)

Par M. Eugène NÉE

DÉLÉGUÉ FRANÇAIS

Préface de M. HENRI GAILLARD,

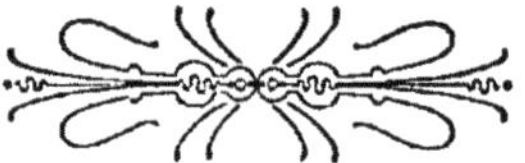

PARIS

IMPRIMERIE D'OUVRIERS SOURDS-MUETS

35, rue du Faubourg Saint-Jacques

ET CHEZ L'AUTEUR.

—

1898

PRÉFACE

En distrayant de l'amas touffu des mémoires lus et mimés par des sourds-muets au Congrès international des sourds-muets de Genève son *Rapport* remarquable entre les remarquables et en le publiant à ses frais à ses seuls frais, ce qui est très méritoire, étant donné que les intellectuels de notre petit monde sont sans fortune et ne semblent pas, comme les intellectuels du monde entendant, pouvoir arriver de longtemps, non à la richesse, cette superfétation, mais à l'aisance, cette nécessité, l'aisance qui donne la tranquillité et la liberté du travail calme et magnifique, enfantant les œuvres valeureuses, en faisant cela, dis-je, Eugène Née a fait œuvre de vaillante utilité sociale.

Sans doute, son travail n'est pas complet. A des gens méticuleux, coupeurs de cheveux en quatre et en huit comme les Anthropologistes, il faudrait certainement des répliques pied à pied, ligne à ligne, mot à mot. Il faudrait des pages et des pages ; il faudrait reprendre chacune de leurs affirmations ; il faudrait leur apporter des objections scientifiques et décisives ; il faudrait opposer à leurs auteurs, tous gens aux noms inconnus, d'une orthographe exaspérante, d'une sonorité crispante, extravagants comme le sont les noms des savants obscures, des noms plus francs, plus clairs parce que ceux qui les portèrent furent amants de la vérité et de la lumière, furent humains et spectateurs de la vie humaine, des noms d'auteurs qui connurent les sourds-muets, écrivirent sur eux des *choses vues et étudiées.* Mais c'est là une vaste besogne de compilation qu'aucun sourd-muet obligé de gagner son pain par le travail manuel ne pourra faire. Eugène Née aux prises avec les difficultés de la vie était dans cette dure impossibilité. Et nous ne savons encore qui aura les épaules assez robustes et la facilité de vivre assez assurée, pour se livrer à cette œuvre de logique et de science pure.

Eugène Née est allé au plus pressé. Il s'est campé en polémiste, en polémiste redoutable, en polémiste dont les coups ont porté, ont été applaudis par près de deux cents Silencieux venus de tous les points de l'Europe centrale, en polémiste qui n'ayant à sa disposition qu'un maniement sûr de la langue française, la pleine conscience de son moi et de la conscience générale de ses frères, la certitude d'avoir la raison et le bon sens en lui et pour lui, s'en est servi largement et furieusement. Cela était de bonne guerre. Et cela aura son résultat si tous soutiennent Eugène Née et ceux qui lui ont montré la voie, si tous marchent à sa suite, font le coup de feu avec lui par la plume ou par le geste, par l'adhésion morale et fraternelle, pour l'union de tous les cœurs et de tous les cerveaux pour l'émancipation des sourds-muets par les sourds-muets eux-mêmes, pour la reconnaissance de leurs droits d'hommes et de citoyens, et pour venger leur dignité insultée et méconnue par les parvenus de la fausse science, de la science à tapage et à chamarres, et du professorat intéressé, du professorat aux tintamarres de foire et à bourses pleines, qui fait de ses élèves des parasites végétant, le cerveau et l'escarcelle vides, abaissés plus bas que les aliénés.

Eugène Née, pour avoir fustigé comme il convenait ces malfaiteurs sociaux, je te dis, au nom de tous : *Merci. Continue!*

Henri GAILLARD.

LES SOURDS-MUETS

ET LES

ANTROPOLOGISTES

A. M. P. DESCHANEL
Vice-Président de la Chambre
Hommage respectueux.

Comment l'idée me vint-elle de publier ce rapport présenté par moi au troisième Congrès international de sourds-muets tenu en 1896 à Genève, et surtout comment cette idée pourtant très simple me vint-elle si tard? Et mon Dieu, parce que, le coup parti, j'en attendais l'effet et que cet effet tendant à faire long feu devant le Je m'enfichisme des uns, l'antagonisme voulu des autres, j'ai voulu laisser là, sur le bureau de quiconque me lira une preuve tangible, palpable de notre vouloir; j'ai voulu qu'à chaque ligne lue, presque à chaque phrase, s'élève haute et fière l'expression de notre grande souffrance indignée devant l'injustice.

J'ai voulu faire partager ce vouloir du bien, cette indignation aux personnalités de cœur et d'intelligence qui ont su nous comprendre et nous aimer.

Ils sont l'exception, malheureusement, mais qu'ils combattent pour nous et avec nous et ils seront légion.

Ce que je demande, en somme, c'est le transfert de l'Education du sourd-muet au Ministère de l'Instruction publique;

Ce que je demande, et avec bien d'autres, c'est que l'Institution de la rue Saint-Jacques devienne l'Ecole normale des professeurs de sourds-muets; avec le programme d'enseignement mixte du National Collège de Washington

Ce que je demande, c'est qu'on enlève les sourds-muets qui *croupissent* dans des établissements d'assistance, *alias* d'idiots, de fous, tenus par des religieux. De cela, moi, j'en puis parler en connaissance de cause, j'y ai été et... j'y ai souffert.

Est-ce trop demander à nos amis sincères, est-ce trop demander aux députés, aux sénateurs qui, pourtant, ont promis de nous écouter? La grande tourmente politique, dans laquelle les gouvernants et les Chambres sont enveloppés, les distraira-t-elle d'une œuvre de haute Justice et d'Humanité?

Je ne le crois pas, car j'ai confiance en l'honneur de leur parole.

En dédiant ce rapport de *défense sociale* à M. Paul Deschanel je sais ce que je fais, j'ai la conviction intime qu'il me comprendra et nous soutiendra.

Eugène NÉE.

RAPPORT

Sujet difficile, sujet délicat que j'ai pris à tâche de vous présenter en traitant des Sourds-Muets et des Anthropologistes, et pourtant en fut-il jamais de plus intéressant par sa thèse même traitant, analysant, pour ainsi dire, l'intellectualisme du Monde Silencieux.

Et, tout d'abord, j'ai choisi mon sujet de parti pris, pour moyen de *défense,* car jamais peut-être idée plus redoutable, plus grosse de conséquences ne pouvait se présenter à nous.

Mon but est de démentir ce qu'a prétendu le Dr Mygind, en un tout récent travail analysé et communiqué l'année dernière à l'Académie des Sciences

(Section médicale) que « **les trois quarts des sourds-muets peuplent les asiles d'aliénés** ».

Si habitué qu'on soit à sourire devant les diagnostics plus ou moins fantaisistes de ces Messieurs les Anthropologistes, leur science est trop incertaine, leurs jugements reposent sur des bases trop fragiles, leurs statistiques sont bâties sur des équations par trop complaisantes pour ne pas protester hautement contre le soufflet qui nous est envoyé si *gratuitement*.

Rien n'est plus redoutable que l'analyse de l'humaine sensation, de cette nature complexe, insaisissable qu'est l'âme, le penser humain.

Eh quoi ! nous lutterions pour la vie ! Eh quoi ! nous suerions eau et sang ! De nos rangs sortiraient des artistes, des intellectuels de plumes, des maîtres ès-œuvres, et nous viendrions nous briser, et avec nous ceux qui nous aiment, devant cet ultime

Manès, Pharès, Thécel

La Folie, l'Idiotisme, l'Incapacité, nous fermant toutes les portes par-delà lesquelles coule à pleins flots la vie...

Allons donc !

C'est de toutes nos forces, de tous nos moyens que nous devons combattre telle hérésie, qui nous tuerait, par cela même qu'elle part de gens d'autant plus écoutés qu'ils parlent au nom de la science ; car, en effet, avec semblable suspicion morale attachée à notre existence, comment voulez-vous que nous luttions efficacement contre la destinée ? — Comment voulez-vous que nous briguions, non pas des places d'honneur, mais simplement notre place au banquet de la grande famille humaine, alors que nos efforts se débattent dans le vide, parce qu'un jour il a plu à des morticoles fin de siècle d'enfanter une brochure quelconque et qui traitent ce sujet comme ils auraient traité celui de la transmissibilité du virus d'un chien à un cobaye.

Je leur réponds en notre nom à tous : « De quel droit, en vertu de quel pouvoir surnaturel ou humain venez-vous sciemment, de parti pris presque, dénier à toute une classe de laborieux, *d'utiles*, oui, *d'utiles*, — consultez nos archives, analysez *sincèrement* nos actes, puisque vous êtes en veine d'analyses physiologiques, de quel droit, dis-je, venez-vous ainsi attacher à toute une humanité, cette étiquette infamante, ce relan de folie et d'incapacité ? — Est-ce pour éviter de reconnaître une erreur séculaire, est-ce pour ne pas faire mentir quelqu'une de vos formules sacramentelles ? Est-ce encore pour fermer, volontairement, les yeux à la lumière aveuglante, jaillissant des œuvres de nos artistes, de nos intelligents, de nos plus humbles artisans ? Cette lumière est plus vive et plus pure que la vôtre car elle chassera les ténèbres où vous voulez briser à jamais l'effort de la masse silencieuse, car elle ne vient pas de compromis avec la Nature comme la vôtre ; cette lumière tuera votre jugement barbare sur nous, car elle part du Créateur de toutes choses. »

Oui, c'est ainsi que je leur réponds et c'est la meilleure manière de le faire que de leur opposer ce que l'humanité silencieuse a déjà fait de chemin depuis que l'immortel de l'Epée et, après lui, les hommes de la Convention de 1791, lui ont montré la route, et ce qu'elle est prête encore à faire.

Maintenant que le grand cri de notre indignation, de notre légitime orgueil blessé s'est fait entendre, raisonnons logiquement, posément, combattons arguments en mains l'ennemi moral dressé devant nous. Comment s'étonner qu'après de telles appréciations du Sourd-Muet semblant tout d'un coup nous reculer aux préjugés d'antan, comment nous étonner que partout où quelqu'un des nôtres aille, le plus souvent il est reçu par une fin de non-recevoir, ou si on l'emploie ce n'est guère que pour l'user à des travaux inférieurs ou les plus pénibles, et à des prix infimes tellement le préjugé de son incapacité, venu des soi-disant hautes-régions de la science est enraciné. — Je parle, bien entendu, au général; je parle des petits, des humbles, des galvaudeux, de la masse, de la légion, enfin! Il y a d'heureuses exceptions de conditions sociales, de famille et même, mais combien rares, de patrons agissant en hommes de cœur, sachant faire la part de la malchance pour ne voir que l'or enfermé en sa cangue, et sachant par là apprécier leurs collaborateurs, ouvriers ou artistes sourds-muets. — Pour cette raison je dirai que, pour le commun de nous, les conditions du *struggle for life* sont bien plus difficiles que pour nos frères les entendants, et combien tombent en route, de ces vaincus de sots préjugés!!!

Généralement, et ce qu'a déjà remarqué l'un des nôtres, le regretté professeur Berthier, les philosophes, les savants, les médecins surtout, qui ont voulu s'occuper de nous, nous étudier, ne l'ont fait que très superficiellement et le plus souvent ont basé leurs jugements sur de simples hypothèses, sur des apparences trompeuses qu'ils ne se donnaient même pas la peine de pénétrer, ces hommes si forts en auscultations et en analyses ne se sont jamais mêlés à notre vie intime, à notre langage si clair, si précis, toujours logique et sûr pour qui y est initié, car même chez les plus ignorants d'entre nous, même chez ceux des campagnes, notre langue a une poésie, une droiture, une netteté que je défie de trouver chez des entendants à conditions de vie et d'éducation égales. — J'ose même affirmer que l'intelligence *d'expression* ne serait pas en faveur des derniers.

Berthier avait déjà victorieusement réfuté les idées préconçues du Dr Itard, un des précurseurs du Dr Mygind, sa réfutation était destinée à être lue en séance de l'Académie de Médecine de Paris, mais la mort du rapporteur M. le Dr Pariset, le peu d'étude consacrée au sujet par ses successeurs MM. Gerdy et Guéneau de Mussy, ainsi que l'indifférence *voulue* de la majorité des membres de la docte Assemblée, empêcha cette lecture au grand public. Toutefois Berthier ne s'est placé qu'au point de vue purement sentimental, il n'a vu que ceux d'entre nous placés en avant par de fortes études. Nous, nous nous plaçons au point de vue de la vie pratique des petits, des artisans et nous pesons les conséquences terribles des idées émises l'an dernier par le Dr Mygind. Car c'est surtout dans les campagnes, c'est beaucoup dans certains centres ouvriers que ces idées ont, et naturellement, de fâcheuses conséquences, le médecin « *Monsieur le Docteur* » a dans ces milieux, comme le prêtre d'ailleurs, une influence considérable; ils sont tous deux le *Deus ex Machina* de l'existence pour les gens primitifs et par cela un tant soit peu d'allures et de sentiments peu tendres. Disons simplement, sans phrases, que plusieurs des nôtres ont payé de leur vie cet aphorisme cruel, rappelons le plus récent assassinat moral de ce genre, le suicide, faute de travail, de notre pauvre sœur Lucie Dupille. Je veux m'arrêter à ce nom, je le veux de parti pris, car la liste de notre martyrologe est longue, trop longue et indigne du progrès des idées du siècle, indigne de la France.

D'autres causes encore donnent un semblant de véracité, un appui où semblent être étayées les idées du Docteur slave en son pronostic de notre anti-intellectualisme, ce sont les conditions où la plupart des établissements d'éducation (?) des sourds-muets sont placés et le rang qu'ils occupent, en France du moins. Ces conditions, il faut l'avouer, quoi qu'il en coûte à notre amour-propre national, ces conditions sont des plus défectueuses ou misérables, car ces maisons d'éducation figurent dans les services du Ministère de l'Intérieur, à quelques lignes près, au même rang que les hôpitaux, asiles et autres établissements de secours pour les misères physiques ou morales. Est-ce cette cause, ce rattachement à une Administration qui comprend dans ses attributions Bicêtre et Mazas, qui a inspiré M. Mygind et les Anthropologistes qui sont en communauté d'idées avec lui? — On voit assez les conséquences d'un tel état de choses, quel aide puissant il apporte aux objections de ceux qui doutent de nous et quel obstacle il fait surgir pour enrayer la libre expression de notre vie, de nos facultés.

Les sourds-muets, autant que les autres, ont l'intelligence ouverte; comme les autres, plus que les autres, ils sentent, ils pèsent les responsabilités de la vie.

Etait-il fou le divin Ronsard qui, après avoir été page de Marguerite de France et attaché d'ambassade à Rome en 1542, devint *Sourd* à *seize ans*, et... je copie textuellement un passage d'un ouvrage : La *Littérature française*, « Un accident va le faire un grand poète, il est atteint de SURDITÉ ». Oh! oui, un grand poète, une de plus pures et des plus grandes gloires de notre cher pays de France, presque le fondateur de la poétique de langue française, le chef, le maître incontesté de cette Pléïade des Sept qui régnèrent sans conteste sur la littérature des XVIe et XVIIe siècles. Son *accident*, comme dit l'auteur, avait-il tari sa rare intelligence, son âme artiste?

Et si Blanqui, l'agitateur, l'homme des foules, l'homme des faubourgs, le génie conspirateur de ce siècle eût cru son frère Joseph Blanqui, humble *ouvrier menuisier*, s'il l'eût cru fou ou simplement simple, lui eût-il confié, en partant pour les prisons, ce qu'il avait de plus cher au monde, ses plans, ses papiers? Lisez le *Blanqui*, de Geffroy, ce maître de la plume et de l'observation. L'auteur dit qu'il était doux, dévoué et intelligent.

J'en passe, j'en passe...

Leur dénierez-vous encore le sentiment du patriotisme ?

Faut-il vous rappeler le nom du sourd-muet Joseph dit de Solard, tué à l'ennemi, du sourds-muet Deydier et de celui plus récent, puisqu'il date de 1870, de M. Amet, engagé volontaire à Douai au 20e bataillon de chasseurs à pied, sous le matricule 2695 (je précise), qui fit la campagne de la Loire avec le 1er corps d'armée, fut fait prisonnier à Strasbourg et emmené avec tant d'autres à Stranbing (Bavière). Il compte 18 mois de service et 8 mois de captivité : Et encore récemment ne demandions-nous pas, en cas de guerre, à servir notre patrie comme ambulanciers ou brancardiers.

Leur dénierez-vous le sens artistique ? Lisez les catalogue des Expositions, des Salons, les listes des récompenses, les comptes rendus des soirées de pantomimes jouées par des Sourds-Muets, ouvriers dans la vie ordinaire.

Leur dénierez-vous le sens religieux? Mais, chez certains, il est outré. Pour ne parler que de la France, un grand nombre de communautés renferment des nôtres, hommes et femmes. Ne réclamons-nous pas un temple pour les Sourds-Muets tel qu'il en existe aux Etats-Unis ?

Leur dénierez-vous la connaissance des affaires de leurs pays? Mais beaucoup se passionnent pour telle ou telle nuance politique, pour tel ou tel parti; nous avons eu de fanatiques partisans de tels ou tels hommes; d'autres gardent le culte du passé; plusieurs font partie de comités électoraux, et leurs services n'y sont pas dédaignés, au contraire.

Nierez-vous notre goût littéraire, l'intelligence du style ? Mais plusieurs sont bacheliers, plusieurs écrivent et pensent de façon des plus impeccables, nous avons notre journal, nous avons des anciens et des jeunes de talent et de savoir, des polémistes, des pamphlétaires qui manient la plume d'une manière splendide et bataillent avec acharnement pour le succès de nos revendications, pour l'amour de la justice.

Parlerez-vous de leur sens dela famille? Mais ils sont et deviennent de plus en plus nombreux, les Silencieux mariés et ils se tirent d'affaires, aiment et élèvent leurs enfants comme il est rare de le voir faire dans les petites classes sociales, et je dois ajouter que, dans les ménages que je connais, leurs enfants sont d'une intelligence et d'une vivacité extraordinaires; que l'amour des époux entre eux, leur sollicitude pour leurs petits sont touchants, et vous voulez nous empêcher de nous unir entre nous, selon notre cœur, en dressant devant nous et devant les yeux des crédules et des naïfs le spectre de l'hérédité morbide ! Quelle belle réponse vous font nos familles, et encore je dirai que, ni plus, ni moins que les autres humains, nous avons nos joies, nos tristesses, nos passions, nos soucis; nous vibrons parfois d'une manière plus sensible et plus expressive.

Je n'en finirais pas. Sont-ce là faits et gestes de déséquilibrés, de détraqués, de fous ? Au point de vue intellectuel, moral, nous valons les entendants-parlants, ni plus ni moins, nous sommes bien de l'Humanité avec nos forces, nos faiblesses aussi et à moins d'enfermer cette dernière tout entière, Anthropologistes compris, entre des trois murs et la grille d'un cabanon (ce qui serait peu commode, avouez-le, chers Docteurs) je ne vois vraiment pas ce qui peut justifier l'opinion du Dr Mygind et de ses correligionnaires à moins qu'ils n'aient basé leur jugement sur quelques individualités pour les appliquer à la généralité, ce qui est excessif, à moins aussi qu'ils n'aient visités certains établissements religieux où nos pauvres frères sont élevés, sous couleur d'économie, de ressources insuffisantes, en une promiscuité d'individus que je ne veux pas qualifier.

Et nous devons réagir, et nous le faisons de toutes nos forces; nous avons institué à Paris un Comité de Vulgarisation de l'alphabet manuel, pour étendre, faciliter nos relations avec les entendants, cela grâce à l'énergie, à l'endurance dans l'idée d'un des nôtres. Les professeurs de Sourds-Muets ont le devoir strict de nous soutenir dans cette lutte contre ces idées anti-sociologistes, anti-humaines, car pour ces derniers, je ne vois pas ce qu'il peut y avoir de flatteur d'appuyer ou de ne pas refuter les élucubrations à la Mygind. J'en connais qui ne craignent pas de le soutenir, à ceux-là je dis simplement : « Soyez logiques : Ou vous êtes des professeurs sortis de l'Université et des Ecoles normales; ou vous êtes de simples aides-carabins, des garçons de salles d'hôpital pour idiots et pour crétins, il n'y a guère moyen de vous vanter alors ; il n'y a pourtant pas de milieu ».

Heureusement que quelques membres de l'Edilité parisienne, quelques journalistes au cœur juste et impartial, des députés vraiment dignes de leur mandat, qui est de défendre les petits, ne partagent pas la manière de voir de ces Messieurs de la Science anthropologique ; ils nous l'ont prouvé et nous en donnent encore de belles preuves. Merci à eux, ce sont des hommes !.. et de conscience... Mais nous ne serons vraiment sûrs de l'issue de la lutte que le jour où notre avenir sera assuré, où le soin de l'éducation des jeunes sera enfin rayé, enlevé des cartons, de la promiscuité honteuse où ils sont au Ministère de l'Intérieur, pour être remis ès-mains de celui de l'Instruction publique; il nous faut une loi dans ce sens et des députés dévoués qui la présentent et la défendent devant les Chambres françaises, reprenant ainsi l'œuvre des Constituants et des Conventionnels de 1791-1792. Nous ne désespérons pas de les trouver, la France est riche en pareils hommes. Tout récemment, M. Deschanel, vice-président de la Chambre, à l'occasion de notre fête républicaine du 26 juillet en l'honneur des lois libératrices des 28 et 29 juillet 1791 et 28 juin 1792, dont il avait si gracieusement accepté la présidence, nous disait en finissant son beau, vibrant et vécu discours :

« Si la parole est parfois l'inspiratrice des grandes « actions le silence est l'inspirateur des grands senti- « ments et des grandes pensées. Il faut n'avoir point « vécu pour ne pas comprendre ce que le silence dans « lequel vous vivez, l'espèce de recueillement et de « concentration continue, où naissent et se développent « vos sentiments et vos pensées, doivent ajouter de « pénétration, d'intensité et de saveur à votre goût « esthétique, à votre sens d'idéal et aussi aux passions « les plus hautes et les plus pures qui puissent agiter « vos âmes: les affections de famille, votre solidarité « fraternelle, l'amour de la patrie, le noble tourment « de la Justice. »

Ce sont là paroles de cœur, expressions de pensées vraiment humaines et justes, desquelles, ici surtout, au grand jour, à la face des représentants des diverses nations silencieuses, je tiens à remercier M. Deschanel. Elles forment aussi la plus fière et la plus noble réponse que l'on puisse faire à ces assertions surannées, inhumaines, proclamant, affichant l'état de déchéance intellectuelle et morale (l'une ne va pas sans l'autre) du Sourd-Muet. A telle réponse peut-il être de réplique ?

En notre âme et conscience, forts de nos faits, nous ne le pensons pas : Qui se lèvera encore pour nous crier *racca?*

Il nous faudra toujours, à chaque heure, de ce courage, de cet entregent par lesquels la nation silencieuse occidentale commence à manifester sa vitalité ; il nous faut surtout, surtout une cohésion, une union, une *vraie* discipline de *tous* qui feront de nous une masse imposante d'idées, marchant à grands pas vers le phare éblouissant de notre vrai relèvement social, intellectuel, vers le pain de chaque jour assuré aux petits, aux humbles (je le répète, c'est pour eux que je combats) et vers l'avenir enfin tranquille et paisible pour nos vieillards, pour nos invalides de la vie.

Je ne désespère pas de voir mon pays donner ce déni, le meilleur, aux opinions de savants que je veux croire qu'égarés et mal préparés pour l'étude de la psychologie silencieuse. Qu'ils daignent descendre de leur piédestal, qu'ils viennent se mêler à nous, qu'ils nous analysent en connaissance de cause dans notre vie la plus intime, qu'ils scrutent nos pensées jusqu'au plus profond de leurs replis, nous ne demandons que cela, mais qu'ils ne s'en tiennent pas à de froides études de laboratoire, ravalant l'homme, la créature de Dieu, au rang des animaux (car j'ai lu une de leurs thèses, soutenant ce système !), qu'ils apprennent notre langage, en étudient l'expression, c'est le moins qu'ils nous doivent après le mal qu'ils nous ont fait...

Et ils trouveront leur chemin de Damas.

Et nous, nous trouverons notre triomphe, nous le trouverons surtout en une solidarité universelle.

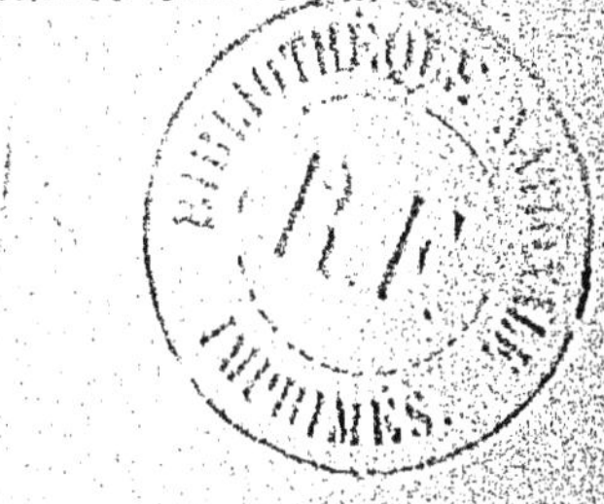

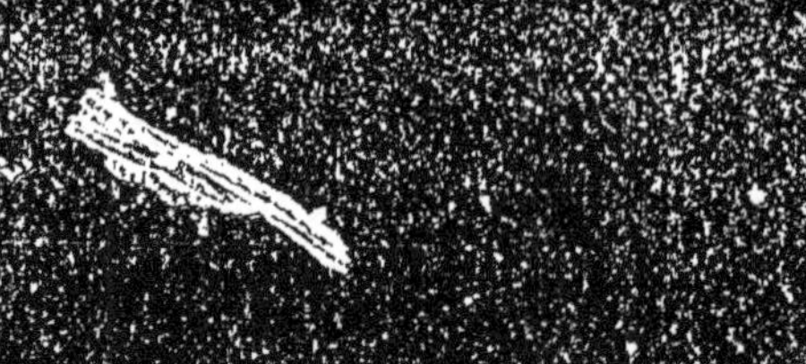

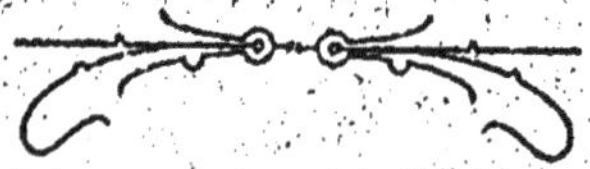

www.ingramcontent.com/pod-product-compliance
Ingram Content Group UK Ltd.
Pitfield, Milton Keynes, MK11 3LW, UK
UKHW021038200726
13857UKWH00005B/1795